新冠肺炎
疫情常态化防控
健康教育手册

国家卫生健康委员会宣传司 | 指　　导

中 国 健 康 教 育 中 心 | 组织编写

U0212440

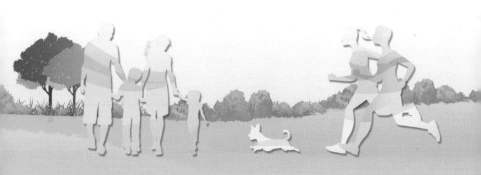

人民卫生出版社
·北 京·

图书在版编目（CIP）数据

新冠肺炎疫情常态化防控健康教育手册 / 中国健康教育中心组织编写 . —北京：人民卫生出版社，2020.10（2022.1 重印）

ISBN 978-7-117-30647-8

Ⅰ.①新… Ⅱ.①中… Ⅲ.①日冕形病毒 – 病毒病 – 肺炎 – 预防（卫生）– 手册 Ⅳ.①R563.101-62

中国版本图书馆 CIP 数据核字（2020）第 193002 号

人卫智网	**www.ipmph.com**	医学教育、学术、考试、健康，购书智慧智能综合服务平台
人卫官网	**www.pmph.com**	人卫官方资讯发布平台

新冠肺炎疫情常态化防控健康教育手册
Xinguan Feiyan Yiqing Changtaihua
Fangkong Jiankang Jiaoyu Shouce

组织编写： 中国健康教育中心
出版发行： 人民卫生出版社（中继线 010-59780011）
地　　址： 北京市朝阳区潘家园南里 19 号
邮　　编： 100021
E - mail： pmph @ pmph.com
购书热线： 010-59787592　010-59787584　010-65264830
印　　刷： 人卫印务（北京）有限公司
经　　销： 新华书店
开　　本： 889×1194　1/32　印张：2.5
字　　数： 44 千字
版　　次： 2020 年 10 月第 1 版
印　　次： 2022 年 1 月第 5 次印刷
标准书号： ISBN 978-7-117-30647-8
定　　价： 18.00 元

打击盗版举报电话：010-59787491　E-mail：WQ @ pmph.com
质量问题联系电话：010-59787234　E-mail：zhiliang @ pmph.com

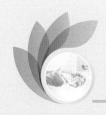

编写组

组　长　李长宁

副组长　吴　敬　马爱宁　胡洪波

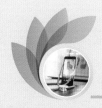

编　委（按姓氏笔画排序）

王　丰　卢　永　田向阳　宁　艳

吕书红　任学锋　严丽萍　李　莉

李长宁　李英华　李雨波　肖　瓅

吴　敬　张　红　陈国永　黄相刚

靳雪征

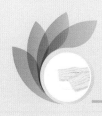

审核专家

吴尊友　蒋荣猛　程　颖

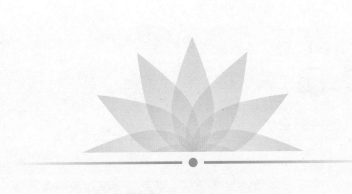

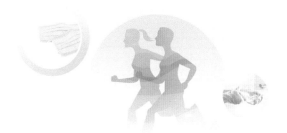

前　言

　　新冠肺炎疫情是新中国成立以来发生的传播速度最快、感染范围最广、防控难度最大的一次重大突发公共卫生事件。党和政府高度重视、迅速行动，习近平总书记亲自指挥、亲自部署，全国上下同舟共济，经过艰苦卓绝的努力，疫情防控取得重大战略成果，疫情防控工作进入常态化。

　　国家卫生健康委高度重视疫情防控工作，按照党组织的要求，为做好疫情防控常态化健康教育工作，普及防控知识，提高公众防控意识和能力，特别是促进公众将疫情防控期间养成的良好卫生习惯和文明健康的生活方式延续下去，根据《国务院应对新型冠状病毒感染肺炎疫情联防联控机制关于做好新冠肺炎疫情常态化防控工作的指导意见》等文件，结合重点人群、重点场所的特点，中国健康教育中心在《新型冠状病毒感染的肺炎健康教育手册（第二版）》基础上组织编写了本手册。

　　手册共分为五章，涉及常态化防控基本知识、新冠肺炎基本知识、个人防护知识和技能、不同场景下个人防护要点、健康生活方式等不同方面的 63 个知识点。全书以问题为导向，在科学准确的基础上突出实用性、通俗性和适用性，供社会各界使用。根据疫情防控的形势和工作需要，我们将及时更新修订。不足之处，请予指正。

中国健康教育中心

2020 年 9 月 10 日

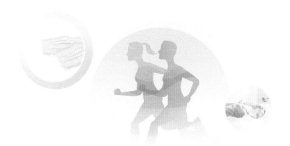

目 录

第一章　常态化防控基本知识 ……………………………1

1. 为什么说我国新冠肺炎疫情防控进入常态化？ ………2

2. 新冠肺炎疫情常态化防控有哪些总体要求？ …………3

3. 什么是分区分级精准防控？ …………………………5

4. 为什么常态化疫情防控还要坚持"四早"？ …………6

5. 什么是"健康码"？ …………………………………7

6. 为什么要做新冠病毒核酸检测？ ……………………8

7. 哪些人需要做新冠病毒核酸检测？ …………………9

8. 新冠病毒核酸检测与血清学抗体检测
   有何不同？ ………………………………………10

9. 新冠病毒核酸检测"复阳"的人是否具有
　传染性? ……………………………………………11

10. 个人在传染病疫情防控中有哪些责任和义务? ……12

第二章　新冠肺炎基本知识……………………………14

11. 新冠肺炎对健康有哪些危害? …………………15

12. 新冠肺炎的主要症状和表现是什么? ………16

13. 新冠肺炎的传播途径有哪些? …………………17

14. 什么是无症状感染者? ……………………………17

15. 新冠肺炎的潜伏期是多长? ……………………18

16. 新冠病毒疫苗的研发进展如何? ………………19

第三章　个人防护知识和技能……………………………21

17. 为预防呼吸道传染病,个人应养成哪些良好的
　卫生习惯? ………………………………………22

18. 新冠肺炎疫情常态化防控下还需要
　戴口罩吗? ………………………………………23

19. 普通公众应如何选戴口罩? ……………………24

20. 佩戴口罩时,有哪些注意事项? ………………25

21. 口罩应如何保存和清洁? ………………………25

22. 使用过的口罩如何处理? ………………………26

23. 为什么洗手能够有效预防呼吸道传染病? ……26

24. 应如何正确洗手？ ················27

25. 什么时候需要洗手？ ··············28

26. 外出不方便洗手时怎么办？ ·········29

27. 为什么要少去人员密集的公共场所？ ···30

28. 室内为什么要经常开窗通风？ ·······30

29. 为什么要保持 1 米社交距离？ ·······31

30. 加工制作食物应注意哪些事项？ ·····32

31. 为什么不能捕猎、贩卖、购买、加工、食用
    野生动物？ ···················33

32. 常用的家庭消毒方式有哪些？ ·······34

33. 家庭使用消毒剂有哪些注意事项？ ····35

34. 外出回到家应该如何做？ ··········36

35. 外出就医有哪些注意事项？ ········37

36. 出现发热症状如何就诊？ ··········38

37. 居住小区出现新冠肺炎病例或无症状感染者
    怎么办？ ···················38

第四章　不同场景下个人防护要点 ········40

38. 前往公共场所应如何做好自我防护？ ···41

39. 到超市、商场购物有哪些注意事项？ ···42

40. 到农贸（集贸）市场购物有哪些注意事项？ ···43

41. 外出就餐有哪些注意事项？ ········44

42. 前往旅游景区或公园应注意什么？ ………………45

43. 前往室内娱乐场所应注意什么？ ……………46

44. 乘坐公共交通工具有哪些注意事项？ …………46

45. 乘坐出租车(网约车)应如何做好防护？ ………47

46. 工作场所应如何做好防护？ …………………48

47. 召开会议有哪些注意事项？ …………………49

48. 在单位食堂就餐有哪些注意事项？ …………50

49. 学生上学应遵守哪些防护要求？ ……………51

50. 婴幼儿应如何进行防护？ ……………………52

51. 家长看护儿童有哪些注意事项？ ……………53

52. 老年人如何加强个人防护？ …………………54

第五章　健康生活方式 ………………………………56

53. 如何保持健康的生活方式？ …………………57

54. 为什么要推广分餐制、使用公勺公筷？ ………57

55. 在家庭中如何实施分餐制和使用公勺公筷？ ………58

56. 如何克服分餐制、使用公勺公筷引起的情感
障碍？ …………………………………………59

57. 使用公勺公筷有哪些注意事项？ ……………60

58. 儿童与青少年如何预防近视？ ………………61

59. 儿童与青少年如何预防超重肥胖？ …………62

60. 怎样做到合理膳食？ …………………………63

61. 怎样做到科学锻炼? ································64

62. 为什么要戒烟限酒? ······························65

63. 疫情防控常态化情况下,应保持怎样的心态? ········66

参考文献 ···67

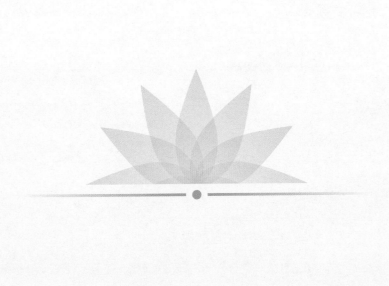

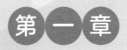

常态化防控基本知识

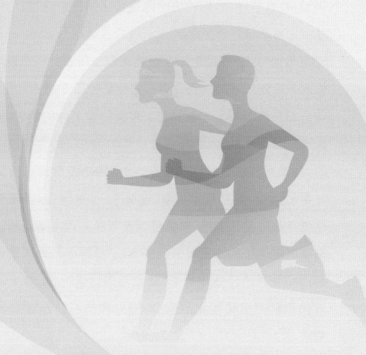

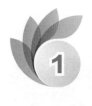

为什么说我国新冠肺炎疫情防控进入常态化?

武汉保卫战、湖北保卫战取得决定性成果以来,我国境内疫情总体呈零星散发状态,境外输入病例得到有效控制,疫情防控积极向好态势持续巩固,复工、复产、复学科学有序推进,社会秩序、人们的生活等逐步回归正常,疫情防控工作从应急状态转为常态化。

根据《国务院应对新型冠状病毒感染肺炎疫情联防联控机制关于做好新冠肺炎疫情常态化防控工作的指导意见》及国家卫生健康委有关新冠肺炎疫情防控工作的要求,疫情防控进入常态化后,人们在恢复正常学习、工作、生活秩序的同时,还要对疫情时刻保持警惕,把疫情防控意识和措施融入日常生活中,要注意戴口罩、勤洗手、少聚集、保持安全社交距离等良好卫生习惯,做好疫情反复的心理准备。随着秋冬季呼吸道传染病高发季节的来临,不排除个别地区出现散发病例和聚集性疫情的可能,公众不用过度恐慌,要关注政府部门和权威机构发布的信息,遵守和执行当地政府的防控要求。

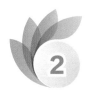

2 新冠肺炎疫情常态化防控有哪些总体要求？

新冠肺炎疫情防控工作转为常态化后，各地各部门要全面落实"外防输入、内防反弹"的总体防控策略，坚持及时发现、快速处置、精准管控、有效救治，有力保障人民群众生命安全和身体健康，有力保障经济社会秩序全面恢复。

具体要求包括：

（1）要坚持预防为主：在人员密集的封闭场所、与他人接触小于1米距离时应佩戴口罩；公共场所的工作人员应佩戴口罩；身体出现不适，前往医院就医人员应佩戴口罩。减少非必要的聚集性活动，减少聚集性活动的人员数量；注意保持1米以上的社交距离。养成勤洗手、使用公勺公筷等卫生习惯和生活方式，咳嗽、打喷嚏时用纸巾或肘袖遮挡。工作生活场所加强通风消毒。

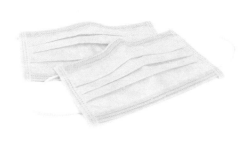

（2）要落实"四早"措施：对病例和无症状感染者早发现、早报告。迅速开展流行病学调查，落实早隔离、早治疗措施。依法依规、科学划定防控区域范围至楼栋、病区、居民小区、自然村组等最小单元，果断采取措施切断传播途径，尽最大可能降低感染风险。

（3）要突出重点环节：在落实防控措施前提下，分类有序开放公共场所，加强社区防控，继续做好医疗机构、学校、养老机构、福利院等重点机构的疫情防控工作，指导儿童、老年人等重点人群做好个人防护。

（4）要强化支撑保障：加快检测试剂和设备研发，提高核酸检测能力，扩大检测范围，对重点人群"应检尽检"，其他人群"愿检尽检"。要发挥大数据作用，推动各地落实"健康码"互通互认。

国务院各有关部门要落实主管责任，强化对各地常态化防控工作的指导和支持。各企事业单位要落实主体责任，严格执行疫情防控规定。各地要按照分区分级精准动态调整风险等级和应急响应级别，不断完善疫情防控应急预案和各项配套工作方案，一旦发生疫情，及时采取应急处置措施，实施精准防控。

3 什么是分区分级精准防控?

根据《中华人民共和国传染病防治法》《突发公共卫生事件应急条例》等法律法规,对新冠肺炎实施分区分级精准防控。以县(区)为单位,依据辖区人口、发病情况综合研判,科学划分疫情风险等级,明确分级分类的防控策略。

(1)低风险地区:实施"外防输入"策略。加强疫情严重地区以及高风险地区流入人员的跟踪管理,做好健康监测和服务。医疗机构加强发热门诊病例监测、发现、报告,疾病预防控制机构及时开展流行病学调查和密切接触者的追踪管理。督促、指导城乡社区、机关、企事业单位等严格落实社区防控措施,做好环境卫生整治、公众防病知识和防护技能普及等工作。

(2)中风险地区:实施"外防输入、内防扩散"策略。在采取低风险地区各项措施的基础上,做好医疗救治、疾病防控相关人员、物资、场所等方面的准备,对密切接触者进行隔离医学观察和管理。以学校班级、楼房单元、工厂工作间、工作场所办公室等为最小单位,以病例发现、流行病学调查和疫情分析为线索,合理确定防控管理的场所和人员,实施针对性防控措施。无确诊病例的乡镇(街道)、城乡社区可参照低风险地区采取防控措施。

（3）高风险地区：实施"内防扩散、外防输出、严格管控"策略。在采取中风险地区各项措施的基础上，停止聚集性活动，依法按程序审批后可实行区域交通管控。以县域为单位，全面排查发热患者，及时收治和管理疑似病例、确诊病例和无症状感染者，对密切接触者实行隔离医学观察。对发生社区传播或聚集性疫情的城市居民小区（农村自然村）的相关场所进行消毒，采取限制人员聚集、进出等管控措施。

不同风险等级对应不同的疫情防控和复工复产要求，及时关注自己所在地区或即将前往地区的风险等级，对确保正常的生活、工作和出行非常重要。公众可使用中国政府网或相应 APP 上的"疫情风险等级查询"应用，实时查询各地的风险等级。目前在常态化防控下，有些地区风险等级划分已精准到乡镇（街道）甚至社区一级。

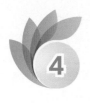

4 为什么常态化疫情防控还要坚持"四早"？

早发现、早报告、早隔离、早治疗是控制传染病流行的关键措施，简称"四早"。传染病在人群中的传播必须具备传染源、传播途径和易感人群三个基本环节,缺少其中任何一个环节,都不会形成新的感染和流行。所以对传染病的预防和管制措施可以分为三类,即控制传染源、切断传播途径、保护易感人群。

传染源是指体内带有能引起疾病的细菌、病毒或寄生虫等,并能传染给其他个体的人和动物。新冠肺炎的传染源主要是新冠肺炎患者和无症状感染者。坚持"四早",就是做到对患者和无症状感染者的早发现、早报告、早隔离、早治疗,防止引起更大范围的流行,保护更广大人群的健康;同时,通过"四早",也能及时发现并救治患者,最大限度减少疫情对人们生命安全和健康的损害。

对个人来讲,每个人都应该提高疾病风险意识,出现新冠肺炎的可疑症状要及时就诊,特别是有聚会、出差、旅行等可疑暴露史者,更应提高警惕。

5 什么是"健康码"?

"健康码"是针对新冠肺炎疫情防控推出的个人健康信息、活动信息追踪研判系统,由个人自行网上申报,经后台审核后,即可生成属于个人的二维码,该二维码作为个人在某一地区出入通行的电子凭证,实现一次申报,当地通用。

疫情期间,拟进入办公区、商场、超市、学校、生活小区等公共场所的人员,必须申领到"绿码"后才能进入。此外,"健康码"的后台数据是实时更新的,是一个动态监测过程,"健康码"的颜色会根据个人的健康信息变化及环境暴露史等情况发生改变。

对于没有智能手机或不会使用智能手机的老年人,各地也采取了不同的解决办法。有些地区是凭身份证到社区申领纸质健康卡(有效期 14 天),老年人持健康卡出行;有些地区是由老年人向工作人员出示身份证,由工作人员代查相关出行和健康信息;有些地区采用刷身份证代替刷"健康码",实行"卡码合一"。

6 为什么要做新冠病毒核酸检测?

新冠病毒感染人体后,会在鼻腔、咽部、下呼吸道等处"定居"并进行繁殖,通过采集鼻咽拭子、痰液等标本进行病毒核酸检测,可以判断人体是否感染了新冠病毒。

在人群中开展新冠病毒核酸检测,对早诊早治、疫情防控和复工复产都具有重要意义。在密切接触者及公众等人群中进行核酸检测,有助于及早发现感染者,特别是及早发现那些已经感染了病毒但尚未出现症状的人,从而及早采取隔离和治疗措施,既可以避免传染他人又可以减少自身发展成重症的风险。在北京市新发地新冠肺炎聚集性疫情和辽宁省大连市新冠肺炎聚集性疫情防控过程中,因为采取了早期核酸检测和筛查,成功减少了重症病例的产生。因此,根据要求科学合理地开展核酸检测,既有利于精准防控,维护群众健康,又有利于保障人员合理流动,推动社会经济和生产生活秩序的全面恢复。

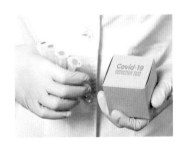

7 哪些人需要做新冠病毒核酸检测?

国务院应对新型冠状病毒肺炎疫情联防联控机制《关于加快推进新冠病毒核酸检测的实施意见》要求,各地要积极扩大检测范围,全力排查风险隐患。

（1）重点人群"应检尽检"。重点人群包括 8 类：密切接触者、境外入境人员、发热门诊患者、新住院患者及陪护人员、医疗机构工作人员、口岸检疫和边防检查人员、监所工作人员、社会福利养老机构工作人员。

（2）其他人群"愿检尽检"。各地可根据本地实际确定和动态调整优先检测人群。

（3）加强公众监测预警。疾病预防控制机构定期对普通人群进行抽样监测和流行病学调查，做好信息收集、分析研判和监测预警工作。

各地要根据疫情防控工作需要和检测能力，确定并动态调整检测策略和人群范围。作为普通公众，应当按照当地疫情防控的要求，积极配合核酸检测工作，既是保护自己和家人，也是保护大家的健康。

8 新冠病毒核酸检测与血清学抗体检测有何不同？

判断人体内是否感染了新冠病毒，有两种常用的实验室检测方法，一种是核酸检测，一种是血清学抗体检测。

核酸检测主要是检测鼻咽拭子、咽拭子、痰液等标本中是否有新冠病毒核酸,检测结果阳性代表感染了新冠病毒。通过核酸检测筛查新冠病毒感染者,是实现"早发现"和"早诊断"最重要的手段和措施,有助于后续尽早给予治疗和干预,减少重症和死亡。人群核酸检测能协助判定疫情规模和流行阶段,同时可用于判断传染性的大小和作为解除隔离的依据。

血清学抗体检测主要检测血清中针对新冠病毒的特异性抗体,即人体在感染新冠病毒后产生的具有免疫功能的蛋白质。在感染的不同时期,出现的抗体类型不同,所以血清学抗体检测主要用于判断既往感染、恢复期诊断、流行病学回顾性调查以及疫苗效果评估等。抗体检测阳性提示被检查者处在恢复期,或者曾经感染过,或者接种过疫苗,需要结合核酸检测结果作出综合分析。目前,对新冠肺炎的诊断治疗已有标准化技术方案,检查结果出来后需及时咨询专科医生。

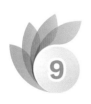

9 新冠病毒核酸检测"复阳"的人是否具有传染性?

新冠肺炎患者出院后,在复查过程中发现有极少部分患者出现核酸复检阳性(简称"复阳")的情况。"复阳"的原因很多,可能与采样方法、取样部位、检测试剂灵敏度等有关。

"复阳"的机理仍不清楚,尚待研究。核酸"复阳"者提示体内可能还有核酸片段,目前尚未发现"复阳"者有传染他人的现象,也没有发现"复阳"者病情加重的情况。对于"复阳"者,需监测其健康状况变化,但是否进行隔离观察,需要结合临床表现、血清抗体检测和免疫功能指标等进行综合判断。

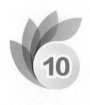

10 个人在传染病疫情防控中有哪些责任和义务?

根据《中华人民共和国传染病防治法》,公民在疫情防控中应当承担的责任和义务包括:

第十二条:一切单位和个人,必须接受疾病预防控制机构、医疗机构有关传染病的调查、检验、采集样本、隔离治疗等预防、控制措施,如实提供有关情况。

第十六条:传染病病人、病原携带者和疑似传染病病人,在治愈前或者在排除传染病嫌疑前,不得从事法律、行政法规和国务院卫生行政部门规定禁止从事的易使该传染病扩散的工作。

第二十七条:对被传染病病原体污染的污水、污物、场所和物品,有关单位和个人必须在疾病预防控制机构的指导下或者按照其提出的卫生要求,进行严格消毒处理;拒绝消毒处理的,由当地卫生行政部门或者疾病预防控制机构进行强制消毒处理。

第三十一条:任何单位和个人发现传染病病人或者疑似传染病病人时,应当及时向附近的疾病预防控制机构或者医疗机构报告。

第七十七条:任何个人违反相关规定,导致传染病传播、流行,给他人人身、财产造成损害的,应当依法承担民事责任。

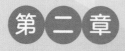

第二章

新冠肺炎基本知识

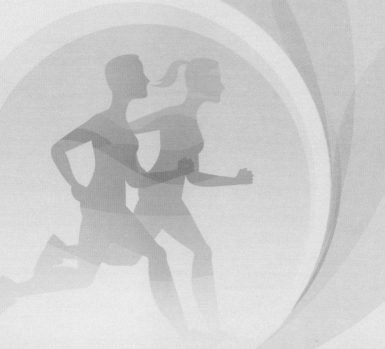

11　新冠肺炎对健康有哪些危害?

新冠肺炎不同于普通的感冒和流感。

普通感冒主要表现为鼻塞、流涕、打喷嚏等上呼吸道症状,重者可能伴有发热、乏力、头痛、关节痛等症状,全身表现一般较轻,通常 3~5 天恢复健康,不会引起严重的并发症。普通感冒传染性较弱,不会引起大流行。

流感是由流感病毒感染引起的呼吸道传染病,会出现高热、咽喉痛、肌肉酸痛、乏力、食欲下降等症状,但大部分 5~7 天可恢复,只有少数高危人群可能会出现肺炎等严重并发症,甚至危及生命。流感传染性较强,每年可引起季节性流行。

而新冠肺炎是由新冠病毒感染引起,以发热、干咳、乏力为主要表现,重症患者多在发病一周后出现呼吸困难和 / 或低氧血症,严重者可快速进展为急性呼吸窘迫综合征、脓毒症休克、难以纠正的代谢性酸中毒、出凝血功能障碍及多器官功能衰竭等,极少数患者还可有中枢神经系统受累及肢端缺血性坏死等表现。新冠肺炎与感冒和流感的主要区别在于,新冠病毒感染者中大多数人会出现肺炎,且重症比例高于流感,而感冒和流感患者只有在治疗不及时或极个别情况下才会出现肺炎。

新冠病毒是一种全新的病毒,目前对其研究和认识还在不断深入,可以确定的是新冠病毒的传染性比流感强,容易造成人际传播,由于人群对它普遍缺乏免疫力,在人群密集场所极易暴发流行。此外,新冠肺炎的流行没有明显的季节性,只要防控措施落实不到位,随时存在流行的风险。

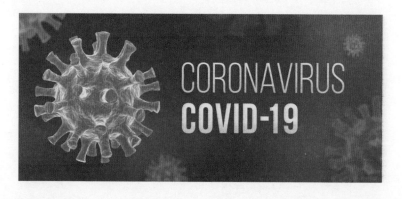

12 新冠肺炎的主要症状和表现是什么?

新冠肺炎患者以发热、干咳、乏力为主要表现。部分患者以嗅觉、味觉减退或丧失等为首发症状,少数患者伴有鼻塞、流涕、咽痛、结膜炎、肌痛和腹泻等症状。

13　新冠肺炎的传播途径有哪些?

经呼吸道飞沫和密切接触传播是新冠肺炎的主要传播途径,接触受到病毒污染的物品也可造成感染。

在相对封闭的环境中长时间暴露于高浓度气溶胶情况下存在经气溶胶传播的可能。

由于在粪便、尿液中可分离到新冠病毒,应注意其对环境污染造成接触传播或气溶胶传播的可能。

14　什么是无症状感染者?

新冠病毒无症状感染者是指无相关临床表现,如发热、咳嗽、咽痛等可自我感知或可临床识别的症状与体征,但核酸检测阳性的人。无症状感染者多在聚集性疫情调查、重点人群筛查和检测等过程中发现。无症状感染者通常有两种情形:一种经 14 天的隔离医学观察,均无任何可自我感知或可临床识别的症状与体征；另一种是处于潜伏期的"无症状感染"状态。无症状感染者具有传染性，存在着传播风险。

对于无症状感染者，需要集中医学观察 14 天，期间如出现新冠肺炎相关临床症状和体征者转为确诊病例。集中医学观察满 14 天且连续两次标本核酸检测呈阴性者可解除集中医学观察，核酸检测仍为阳性且无临床症状者需继续集中医学观察。对解除集中医学观察的无症状感染者，还需继续进行 14 天的医学观察、随访，解除集中医学观察后第 2 周和第 4 周需要到定点医院随访复诊，及时掌握健康状况。

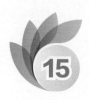

15 新冠肺炎的潜伏期是多长?

新冠肺炎潜伏期为 1~14 天，多为 3~7 天。新冠肺炎患者和无症状感染者在潜伏期即具有传染性。因此，与新冠肺炎患者、疑似患者、无症状感染者发生无有效防护的接触后均需隔离观察 14 天。

16　新冠病毒疫苗的研发进展如何？

　　截至 2020 年 9 月底，我国共有 11 个新冠病毒疫苗进入临床研究阶段，其中 4 个已进入 Ⅲ 期临床试验，目前进展顺利。Ⅲ 期临床试验主要通过较大规模人群试种，进一步验证疫苗的安全性和有效性，是确定疫苗能否获批上市的关键步骤。从 Ⅰ 期、Ⅱ 期临床试验结果来看，疫苗的有效性和安全性均较好。在确保安全有效、科学合规的前提下，多家企业陆续开展新冠病毒疫苗产能建设，预计最快 2020 年年底或 2021 年年初上市。未来，疫苗将按高风险人群（边境口岸的工作人员、城市的运行人员、冷副产品生产车间工作人员等）、高危人群（老人、孕妇、儿童、有基础疾病的人）、普通人群三个类别分层按顺序安排接种，目的是根据疫苗产能和接种能力满足不同人群的需求。新冠病毒疫苗将根据公共产品属性来定价，会在大众可接受的范围内。

　　我国已于 2020 年 6 月 24 日批准《新型冠状病毒疫苗紧急使用（试用）方案》，批准 2 个疫苗用于紧急使用，并于 7 月 22 日正式启动了新冠病毒疫苗的紧急使用。《中华人民共和国疫苗管理办法》规定，当出现特别重大公共卫生事件时,由国家卫生健康委提出紧急使用疫苗的申请,由国家药品监督管理局组织专家论证并同意,由国家卫生健康委在一定范围、一定时限内紧急使用疫苗。目前主要申请在医务人员、防疫人员、边检人员以及保障城市基本运行人员等特殊人群中紧急使用,目的是先在这些职业暴露风险最大的特殊人群中建立起免疫屏障,满足疫情防控和城市运行保障的基本要求。

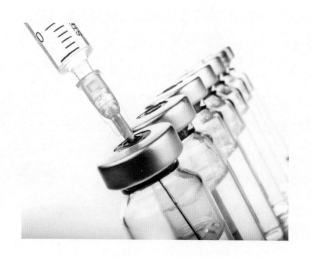

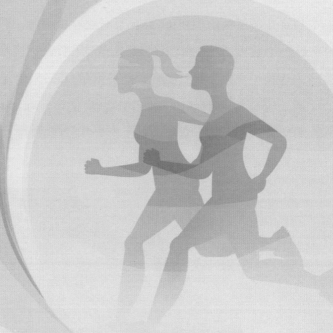

第三章

个人防护知识和技能

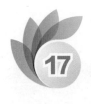

17 为预防呼吸道传染病，个人应养成哪些良好的卫生习惯？

　　良好的卫生习惯和生活方式是预防传染病简单、经济、有效的方法。为预防呼吸道传染病，要把新冠肺炎疫情期间形成的良好卫生习惯继续坚持下去。做到勤洗手，常通风，不随地吐痰和擤鼻涕。咳嗽或打喷嚏时用纸巾或肘袖遮掩口鼻，鼻涕或痰液用纸巾包好，弃置于有盖垃圾箱内。不要用不干净的手触摸口、眼、鼻。保持居室清洁和周围环境整洁。与他人保持 1 米以上社交距离。随身携带口罩、消毒湿巾或免洗手消毒剂，必要时使用。推行分餐制，使用公勺公筷。注意饮食卫生，加工、储存食物做到生熟分开，煮熟煮透。不食用野生动物。

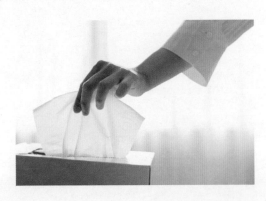

新冠肺炎疫情常态化防控下还需要戴口罩吗?

　　疫情防控进入常态化,大部分情况下人们可以摘掉口罩了,但有些特殊行业和场所仍然需要戴口罩。

　　戴口罩可以阻挡空气和飞沫中的细菌、病毒,是预防呼吸道传染病最重要的措施。在疫情防控常态化情况下,判断是否戴口罩主要根据以下几个标准:第一是所处地区的风险等级,如中、高风险地区要戴口罩;第二是看所处的环境,如果处于人员密集、通风不良的场所,或者长时间停留在公共区域,则应佩戴口罩;第三,某些服务行业和特殊职业,如公共交通工具的司机和乘务员,餐厅、超市、商场服务人员以及幼儿园教师、医生、养老院服务人员等,需要佩戴口罩;第四,出现咳嗽、咽痛、打喷嚏等呼吸道症状时,要戴口罩以防传染他人。另外,一些场所有特殊规定的,要遵从管理方要求佩戴口罩。

　　疫情防控常态化情况下,口罩应成为每个人不可或缺的日用品,建议平时随身携带备用口罩,在需要的情况下适时佩戴。

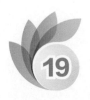

19　普通公众应如何选戴口罩？

佩戴口罩，是预防新冠肺炎、流感等呼吸道传染病的有效方法，既保护自己，又保护他人。公众应根据不同疫情风险等级和所处环境选择适宜防护级别的口罩，不必过分追求高防护级别。做到科学选戴口罩，既达到防护效果，又避免资源浪费。

（1）在居家、户外，无人员聚集、通风良好的情况下，可以不戴口罩。

（2）处于人员密集场所，如办公、购物、餐厅、会议室、车间、乘坐厢式电梯、公共交通工具等，应随身备用一次性使用医用口罩或医用外科口罩，在与其他人近距离接触（小于1米）时佩戴。

（3）有咳嗽或打喷嚏等症状者，佩戴一次性使用医用口罩或医用外科口罩。

（4）与居家观察、出院患者共同生活的人员，佩戴一次性使用医用口罩或医用外科口罩。

20　佩戴口罩时，有哪些注意事项？

（1）戴口罩前、摘口罩后，均应做好手卫生。

（2）区分口罩正反面，不能两面戴。

（3）不与他人混用或共用口罩。

（4）捏紧鼻夹，使口罩与脸颊贴合，避免漏气。如佩戴口罩感觉胸闷、气短等不适时，应立即前往户外开放场所，摘除口罩。

（5）运动，尤其是剧烈运动时不应佩戴口罩。

（6）一次性使用医用口罩和医用外科口罩均为限次使用，应定期更换，不建议清洗或使用消毒剂、加热等方法进行消毒后使用。

21　口罩应如何保存和清洁？

需重复使用的口罩，使用后悬挂于清洁、干燥的通风处，或将其放置在清洁、透气的纸袋中。口罩需单独存放，避免彼此接触,并标示口罩使用人员。

备用口罩建议存放在原包装袋内,如非独立包装可存放在一次性使用食品袋中,并确保其不变形。

口罩出现变湿、脏污或变形等情况后需及时更换。健康人使用后的口罩,按照生活垃圾分类的要求处理即可。

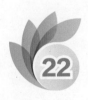

22　使用过的口罩如何处理?

普通公众使用过的废弃口罩归为其他垃圾进行处理。医疗卫生机构、人员密集场所工作人员或其他可疑污染的废弃口罩,需单独存放,并按有害垃圾进行处理。

23　为什么洗手能够有效预防呼吸道传染病?

洗手是预防传染病最简便有效的措施之一。呼吸道传染病除了通过飞沫传播,也会经手接触传播。日常工作、生活中,人的手不断接触到被细菌、病毒污染的物品,如果不能及时正确洗手,手上的细菌、病毒可以通过手触摸口、眼、鼻进入人体。而用脏手触摸物体表面,一些细菌、病毒又可能通过接触传染给他人。通过洗手可以简单有效地切断这一途径,保持手的清洁卫生可以有效降低患呼吸道传染病的风险。

24 应如何正确洗手?

(1)用流动水将双手淋湿。

(2)取适量肥皂或洗手液均匀涂抹双手。

(3)按照"六步洗手法"认真搓洗双手至少 20 秒:

第一步,洗手掌。手心相对,手指并拢相互搓揉。

第二步,洗手背。

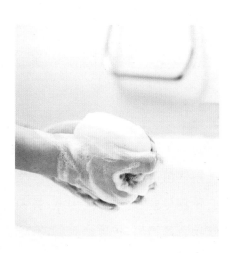

手心对手背,手指交叉,沿指缝相互搓揉。双手交换进行。

第三步,洗指缝。手心相对,手指交叉,相互搓揉。

第四步,洗指背。一手弯曲呈空拳,放另一手的手心,旋转搓揉。双手交换进行。

第五步,洗拇指。一手握住另一只手的大拇指,旋转搓揉。双手交换进行。

第六步,洗指尖。一手五指指尖并拢,放在另一只手的手心,旋转搓揉。双手交换进行。

(4) 用流动水将双手冲洗干净。

(5) 捧起一些水,冲淋水龙头后,再关闭水龙头(如果是感应式水龙头不用做此步骤)。

(6) 用清洁毛巾或纸巾擦干双手,也可用吹干机吹干。

25　什么时候需要洗手?

为了避免疾病经手传播,应注意正确洗手,洗手频率根据具体情况而定。以下情况应及时洗手:外出归来,戴口罩前及摘口罩后,接触过泪液、鼻涕、痰液和唾液后,咳嗽打喷嚏用手遮挡后,护理患者后,准备食物前,用餐前,上厕所前后,接触公共设施或物品后(如扶手、门柄、电梯按钮、钱币、快递等),抱孩子、喂孩子食物前,处理婴儿粪便后,接触动物或处理动物粪便后。

26 外出不方便洗手时怎么办?

外出不方便洗手时,可选用含 75% 酒精的手消毒剂进行手部清洁,将消毒剂涂抹双手,持续揉搓 15 秒。特殊情况下,也可使用含氯或过氧化氢手消毒剂。应足量使用,要让手心、手背、指缝、手腕等处充分湿润,两手相互摩擦足够长的时间,等消毒剂差不多蒸发之后再停止。

对公众而言,不建议以免洗的手部消毒剂作为常规的手部清洁手段,只是在户外等没有条件用水和肥皂洗手的时候使用。

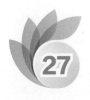

27 为什么要少去人员密集的公共场所？

公共场所人员多，流动量大，感染风险未知，且人与人之间难以保持 1 米距离，一旦有病毒感染者，在没有有效防护的情况下，很容易造成人与人之间的传播，空气流动性差的公共场所病毒传播的风险更大。

28 室内为什么要经常开窗通风？

室内环境密闭，容易造成病菌滋生繁殖，增加人体感染疾病的风险。勤开窗通风可有效减少室内致病微生物和其他污染物的含量，此外，阳光中的紫外线还有杀菌作用。每天早、中、晚均应开窗通风，每次通风时间不短于 15 分钟。寒冷季节开窗通风要注意保暖，不要对着窗口直吹，避免受凉。

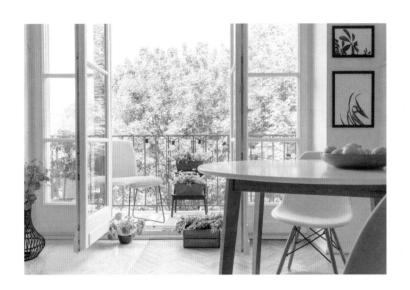

29　为什么要保持 1 米社交距离？

　　呼吸道传染病大多通过飞沫近距离传播，因此，为了预防呼吸道传染病，日常工作、生活中人与人的社交距离应保持在 1 米以上，即为社交安全距离。保持社交安全距离不仅能降低新冠肺炎等呼吸道传染病传播的风险，也是文明礼仪的体现。

30 加工制作食物应注意哪些事项?

在加工、运输、储藏等过程中,食品表面或外包装上可能被细菌、病毒污染,因此在日常制作食物的过程中应注意以下事项。

(1)注意手卫生。接触生的肉、禽、水产品等生鲜食材后要及时洗手。

(2)生熟分开。生熟食品分开加工和存放,尤其在处理生肉、生水产品等食品时应格外小心,避免交叉污染。

(3)煮熟煮透。加工肉、水产品等食物时要煮熟、烧透。尽量不吃生的水产品。

(4)分类储存。生的肉、水产品等在放入冷冻层之前最好先分割成小块,单独包装,包装袋要完整无破损,生、熟食物分层存放。

31 为什么不能捕猎、贩卖、购买、加工、食用野生动物？

野生动物指所有非经人工饲养而生活于自然环境下的各种动物。近年来，新发传染病不断出现，严重威胁着人类健康，且很多都与野生动物有关。许多野生动物带有多种病毒，如果人类与之接触，就有可能将病毒传播给人类。如艾滋病病毒、莱姆病伯氏疏螺旋体、埃博拉病毒、亨德拉病毒、尼巴病毒、猴痘病毒、SARS 病毒、MERS 病毒以及新冠病毒等，都是通过与野生动物的接触传播到人类。

为了全面禁止和惩治非法野生动物交易行为，革除滥食野生动物的陋习，维护生物安全和生态安全，有效防范重大公共卫生风险，切实保障人民群众生命健康安全，加强生态文明建设，促进人与自然和谐共生，2020 年 2 月 24 日，第十三届全国人民代表大会常务委员会第十六次会议通过《全国人民代表大会常务委员会关于全面禁止非法野生动物交易、革除滥食野生动物陋习、切实保障人民群众生命健康安全的决定》，内容包括：严格禁止猎捕、交易、运输、食用野生动物，如有违反，在现行法律规定基础上加重处罚。全面禁止食用国家保护的"有重要生态、科学、社会价值的陆生野生动物"以及其他陆生野生动物,包括人工繁育、人工饲养的陆生野生动物。全面禁止以食用为目的猎捕、交易、运输在野外环境自然生长繁殖的陆生野生动物。因科研、药用、展示等特殊情况,需要对野生动物进行非食用性利用的,应当按照国家有关规定实行严格审批和检疫检验。各级人民政府和人民团体、社会组织、学校、新闻媒体等都应当积极开展生态环境保护和公共卫生安全的宣传教育和引导,全社会成员要自觉增强生态保护和公共卫生安全意识,移风易俗,革除滥食野生动物陋习,养成科学、健康、文明的生活方式。

32 常用的家庭消毒方式有哪些?

在家庭中,要做好日常清洁工作,保持居家环境整洁卫生,经常开窗通风。门把手、电话机、手机、电视遥控器、桌面、地面等家人经常接触的公共物品表面,要经常用干净的湿毛巾擦拭或清洗,一般不需要消毒。必要时(如家中有身体状况不明客人来访等)进行消毒,主要的方式有煮沸消毒和化学消毒。

煮沸消毒主要用于对餐具、水杯的消毒,先将物品洗净,再放入沸水中煮(蒸)10分钟。

化学消毒是指用化学消毒剂作用于物体表面,达到消毒的目的。家庭一般选用含氯消毒剂(如"84"消毒液)和含醇消毒剂(如75%酒精)进行擦拭消毒,作用30分钟后再用清水擦拭干净。

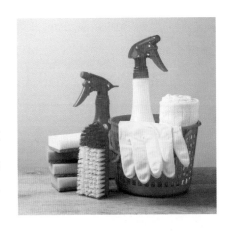

含氯消毒剂适用于物体表面、餐具等的消毒,对金属有腐蚀作用,对织物有漂白、褪色作用。含醇消毒剂乙醇含量为70%~80%,主要用于手和皮肤消毒,也可用于小物体表面的消毒。

33 家庭使用消毒剂有哪些注意事项?

消毒剂是用于杀灭传播媒介上的微生物使其达到消毒或灭菌要求的制剂。家庭常用的消毒剂主要是含醇消毒剂(如75%酒精)和含氯消毒剂(如"84"消毒液),使用消毒剂应注意以下事项。

（1）严格按照产品说明书规定的使用方法、剂量、浓度使用。

（2）消毒剂应存放在阴凉干燥处，并远离火源。

（3）消毒剂应存放在儿童接触不到的地方。

（4）不要使用饮料瓶等盛放消毒剂，防止儿童或不明情况者误服。

（5）严禁不同种类的消毒剂同时使用或混合使用。

（6）酒精只适用于物体表面擦拭或喷洒消毒，不适用于大面积喷洒，不能用于空气消毒，以免引起火灾。

（7）使用酒精时应远离高温物体和明火，不要吸烟。

（8）含氯消毒剂要用冷水稀释，现配现用，且不能与酸性物质混合。

（9）含氯消毒剂有腐蚀性，不能直接接触皮肤，使用时应戴橡胶手套。

 34 **外出回到家应该如何做？**

外出回到家后，有条件的建议将鞋子、外衣等挂在通风处。妥善存放好口罩。应先用肥皂（或洗手液）和流动水清洗双手。手机、钥匙等经常触摸的物品,应定期用消毒湿巾或手消毒液擦拭。

35 外出就医有哪些注意事项?

(1)遵守"小病在社区,大病到医院"的分级就诊原则,选择就近就医。

(2)提前网上或电话预约挂号,了解就诊流程,熟悉医院科室布局,减少在医院停留的时间。

(3)乘坐公共交通工具和就医期间全程佩戴一次性使用医用口罩或医用外科口罩。

(4)就医过程中尽量避免直接触摸门把手、挂号机、取款机等物体表面,触摸后应及时洗手或用速干手消毒剂揉搓双手。

(5)候诊和排队时,与他人保持1米以上距离;尽量选择楼梯步行,若乘坐轿厢电梯,应分散乘梯,避免同梯人过多。

(6)尽量选择扫码支付等非接触方式付费。

(7)注意个人卫生,保持手卫生,避免用不清洁的手触摸口、眼、鼻,打喷嚏、咳嗽时用纸巾或肘臂遮掩口鼻。

(8)就医返家后,立即正确洗手。

36 出现发热症状如何就诊？

发热患者就诊时,除遵守外出就医要求外,还应全程佩戴医用外科口罩到发热门诊就诊,尽量避免乘坐公共交通工具。陪同人员也要注意做好防护。

就医时,应如实讲述患病和既往就医情况,尤其是应告知医生近期旅行和居住史、与可疑人员的接触史等。若被诊断为新冠肺炎疑似病例或确诊病例,应积极配合医院进行相关检查及隔离治疗。

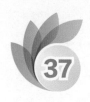

37 居住小区出现新冠肺炎病例或无症状感染者怎么办？

如果居住的小区出现新冠肺炎确诊病例、疑似病例或无症状感染者,在这些人被诊治的同时,相关机构会按要求对他们的密切接触者进行隔离医学观察。当地疾病预防控制机构会到病例或无症状感染者家中进行消毒,公共区域也会由疾病预防控制机构指导物业进行清洁消毒。所以作为小区居民，无需过度恐慌。除继续做好外出戴口罩、勤洗手、常通风等日常防护外，还应注意以下事项：

（1）配合社区疫情防控工作：配合疾病预防控制机构或社区开展流行病学调查、疫情排查等工作，服从社区统一管理。

（2）减少外出活动：尽可能减少外出，如必须外出，一定要做好个人防护，并与他人保持 1 米以上的距离，尽量减少在外滞留时间。

（3）乘坐电梯做好防护：尽量选择人少的时候乘坐电梯，避免拥挤，乘坐电梯佩戴口罩，注意和他人保持距离，尽量不要用手直接触碰电梯按钮。

（4）关注家人健康状况：若自己或家人出现发热、呼吸道症状、畏寒、乏力、腹泻、结膜充血等症状，应第一时间报告村（居）委会或医疗卫生机构，配合做好相关的诊治。

（5）不信谣、不传谣：及时关注卫生健康部门等官方权威渠道发布的疫情信息，理性对待疫情，不制造、不听信、不传播不实言论。

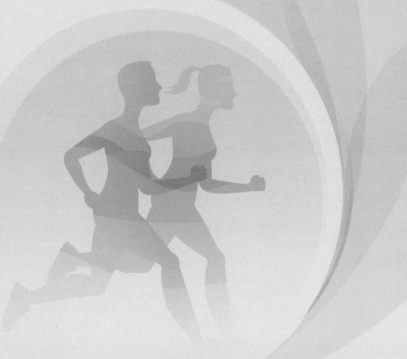

第四章

不同场景下个人防护要点

38 前往公共场所应如何做好自我防护?

（1）尽量减少到人员密集的公共场所活动,如必须去,应随身携带一次性使用医用口罩,在通风不良或与他人接触小于1米距离时佩戴。

（2）咳嗽或打喷嚏时,用纸巾将口鼻完全遮住或用肘袖遮挡;将用过的纸巾扔进封闭式垃圾箱内;如果咳嗽、打喷嚏时用手遮掩,需用流动水和肥皂洗手,或用含酒精的免洗消毒液擦洗双手。

（3）随身携带消毒湿巾或手消毒液,在接触公共物品或公共设施后及时洗手或用消毒湿巾（手消毒液）擦拭,避免直接接触口、眼、鼻。

（4）外出回家后要正确洗手,确保手部卫生,避免经手传播。

39 到超市、商场购物有哪些注意事项?

（1）购物前,列好购物清单,尽可能减少购物逗留时间。

（2）尽量避开商场、超市的客流高峰期,减少与其他人接触的机会。

（3）进入超市、商场前配合进行体温检测、"健康码"登记等。

（4）全程正确佩戴口罩,购物、结账时尽可能与他人保持1米以上距离。

（5）乘坐电梯时,优先使用扶梯;如果必须乘坐厢式电梯,应佩戴口罩。

（6）结账时,优先选择非接触扫码方式付费。

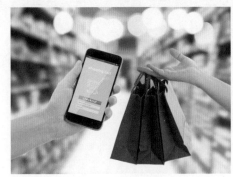

（7）回家后立即洗手,做好手卫生。

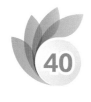

40 到农贸(集贸)市场购物有哪些注意事项?

(1)配合体温检测:根据要求,在市场入口处主动接受体温检测,体温正常者方可进入。

(2)做好个人防护:在低风险地区农贸(集贸)市场内应当随身携带口罩,在人多的摊位和难以保持1米以上间距的摊位购物时,应当佩戴口罩。中高风险地区顾客进入市场应当全程佩戴口罩,挑选商品时建议佩戴手套。优先采用扫码付费方式结账。

(3)加强个人卫生:避免用不干净的手触摸口、眼、鼻,打喷嚏、咳嗽时用纸巾遮住口鼻或采用肘臂遮挡。尽量减少触碰货架、摊位等公共物品表面。离开市场后,应及时进行手卫生。有条件时,可随身携带速干手消毒剂。

针对在进口冷冻食品中或其外包装上检测出新冠病毒这一情况,特别提示:在购买冷冻食品时,尤其是进口冷冻食品时,尽量避免直接用手触碰;回家后,及时用肥皂或洗手液洗手;食品加工前要认真清洗,清洗时不要在水龙头下直接冲洗冷冻食品,防止水花飞溅污染(可放在水盆中清洗);加工时,注意生熟分开,煮熟煮透后再食用;储存时,最好采用保鲜袋独立封闭包装。

41　外出就餐有哪些注意事项?

（1）尽量减少多人聚餐。

（2）选择卫生条件好的餐厅,尽可能错峰用餐,避免人员拥挤。

（3）进入餐厅前,要配合工作人员测量体温,服从餐厅工作人员管理。

（4）在餐厅期间,尽量减少接触公共设施,如需排队取餐,注意保持1米距离。

（5）多人围桌合餐时,使用公筷、公勺或实行分餐制,减少接触传播的机会。

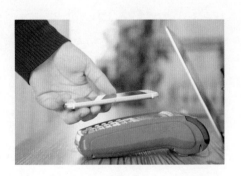

（6）尽量通过线上或扫码等非接触方式进行点餐和付费。

42　前往旅游景区或公园应注意什么？

旅游景区人员聚集性强、流动性大，公众应主动配合旅游景区采取的各项管控措施，并采取个人防护。

（1）采取门票预约、分时段入园方式，服从景区分流疏导措施。

（2）实名登记购票信息及联系方式。

（3）入园时要配合做好相关防控工作，如测量体温、佩戴口罩、出示"健康码"等。

（4）遵守公共秩序，文明游览，不随地吐痰。

（5）随身携带备用口罩，与他人近距离接触时戴口罩。

（6）尽量使用线上或扫码等非接触式消费和服务。

（7）在购票、游览、休息、餐饮等场所注意与他人保持距离，避免扎堆聚集。

43　前往室内娱乐场所应注意什么?

室内娱乐场所主要包括电影院、酒吧、歌舞厅、健身房、游泳馆等,不仅人员聚集性强、流动性大,而且空间相对密闭、通风不良,公众前往这类场所应特别注意:

(1)配合场所实行的限流限量、预约消费、错峰入场等措施。

(2)遵守场所管理规定,进入场所时按要求佩戴口罩、测量体温、出示"健康码"、进行实名登记等。

(3)遵守公共场所文明规范,不随地吐痰,科学佩戴口罩。

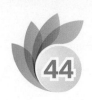

44　乘坐公共交通工具有哪些注意事项?

(1)优先采用线上或扫码等非接触方式购票或付费。

(2)全程佩戴口罩,尽量与他人保持1米以上安全距离。

(3)在车站、机场、码头等要主动配合体温检测,尽量减少滞留时间。

（4）乘车期间，保持手卫生，尽量少碰触扶手、扶杆、车门、厕所门及把手等，触摸后不要用手直接接触口、眼、鼻。

（5）妥善保留旅行票据信息，以备查询。

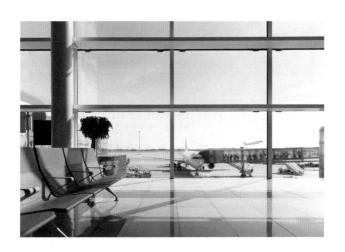

45 乘坐出租车（网约车）应如何做好防护？

（1）乘坐出租车（网约车）期间乘客和司机均要佩戴口罩。

（2）在外界气温、行驶速度等条件允许的情况下，适当开窗通风。

（3）尽量在后排落座，不触摸车上用品。

（4）优先选择非接触扫码方式付费。

（5）下车后及时洗手，或使用手免洗消毒剂进行手部清洁。

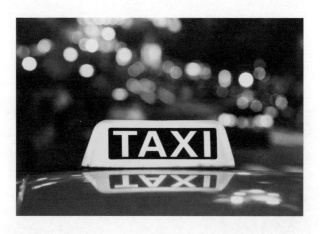

 46 工作场所应如何做好防护？

遵守单位防疫措施和规定。进入工作场所要配合做好体温检测、"健康码"出示、出入登记等措施。不要带病上班，出现发热等身体不适应及时向单位报告。在工作场所中，应保持戴口罩、勤洗手、一米距离、开窗通风、少聚集。乘坐电梯时注意与他人保持距离,尽量避免用手直接接触按钮。对于机场、火车站、公交车、地铁、商场、农贸市场、餐饮、学校等重点场所的工作人员,要严格按照场所的疫情防控规定开展工作。

47　召开会议有哪些注意事项?

（1）尽量控制开会次数、参会人数和会议时间,提倡召开网络视频会议。

（2）保持会议室通风,如外界气温允许,尽量选择开窗通风换气。

（3）提倡自带水杯。共用水杯使用过后应及时消毒。

（4）会议结束后,立即对会场进行清理,必要时采用含有效氯 250~500mg/L 的消毒剂进行喷洒或擦拭,也可采用有效的消毒湿巾进行擦拭。

48　在单位食堂就餐有哪些注意事项？

（1）错峰就餐，避免聚集。

（2）排队取餐保持 1 米距离。

（3）提倡自带餐具。

（4）用餐时尽量同向间隔就坐，保持距离，减少交谈。

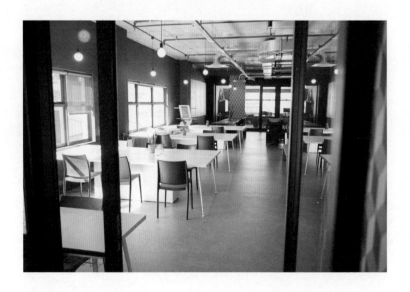

49 学生上学应遵守哪些防护要求?

（1）遵守所在学校的防疫措施和规定。

（2）按照学校要求每日监测体温并上报。

（3）随身携带一次性使用医用口罩,低风险地区校园内学生无需佩戴口罩。

（4）在校期间不串座、不串班、不打闹、少聚集。

（5）餐前、便前便后、接触垃圾后、使用体育器材等公用物品后,触摸眼、口、鼻等部位前,均要正确洗手。

（6）就餐排队时与他人保持距离,避免扎堆就餐,减少交谈。

（7）学生在上、下学途中尽量做到家庭、学校"两点一线",避免不必要外出活动。最好采取步行、自行车、私家车方式上下学,乘坐公共交通或校车时应当注意个人防护,佩戴口罩,与他人保持合理间距,途中尽量避免用手触摸公共交通工具上的物品。上学到校后或放学回家后,要及时洗手。

（8）出现发热、干咳等症状要及时向学校如实报告,并立即到医院就诊,严禁带病上课。

50 婴幼儿应如何进行防护?

（1）3岁以下婴幼儿不宜佩戴口罩，以被动防护为主。

（2）看护人不要对着孩子咳嗽、打喷嚏。咳嗽、打喷嚏时，用纸巾或肘袖遮掩口鼻。

（3）婴儿需穿着合适，不要过度包裹或受凉。

（4）不要用嘴尝试或将食物咀嚼后喂给孩子，也不要用嘴吹凉热食给孩子喂食，不要与孩子共用餐具。

（5）孩子的物品、玩具和餐具定期消毒。

（6）尽量不带孩子到公共场所或密闭空间；外出时，尽量不乘坐公共交通工具，与他人保持1米以上距离。

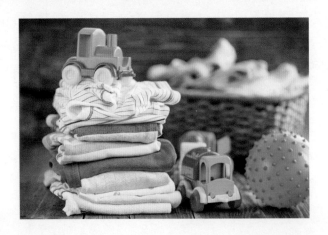

（7）带孩子到医院就诊或接种疫苗时，尽量缩短停留时间，回家后及时洗手。

（8）和孩子玩耍前要正确洗手。

（9）家长外出回家后先更换衣物、洗手后再抱孩子。

（10）家中要常通风，通风时注意避免孩子直吹或受凉。

（11）当家长或看护人出现发热、干咳、咽痛等症状时，应及时就医，将孩子交由他人照顾，避免与孩子继续接触。

51 家长看护儿童有哪些注意事项？

（1）帮助儿童养成良好卫生习惯，包括勤洗手、不乱摸、不吃手、不挖鼻孔、不揉眼睛等。

（2）儿童的日常生活用品单独使用。

（3）外出前，家长应合理规划行程，选择人少、通风良好的地方玩耍，尽量不去人员密集、通风不良的场所。

（4）外出时避免让儿童直接用手触摸公用物体表面，触摸后需及时洗手。

（5）儿童房间保持整洁，经常开窗通风，避免长时间停留在空调房间中。

（6）带儿童到医院就诊或接种疫苗时,尽量缩短停留时间,回家后及时洗手。

（7）准备好儿童专用口罩。儿童患有呼吸道疾病期间,尽量减少外出,如需外出,应正确佩戴口罩。

（8）家长要引导儿童注意用眼卫生,减少看视频的时间,预防儿童近视。

（9）鼓励儿童多做室外运动,不挑食不偏食,规律作息,养成良好生活习惯。

（10）当家长或看护人出现发热、干咳、咽痛等症状时,应及时就医,避免与儿童接触。

52　老年人如何加强个人防护?

疫情期间,老年人在做好外出佩戴口罩、少去人员密集场所、保持安全社交距离、保持手卫生等一般防护的基础上,还要特别注意以下事项:

（1）患有基础性疾病需长期服药的老年人,不可擅自停药,可定期去附近的社区卫生服务机构取药,或经医生评估后开长期处方,减少就诊次数,也可由家属代取药物。

（2）呼吸道疾病流行期间，应尽量减少外出，如需外出，应正确佩戴口罩，做好手卫生。

（3）日常生活用品单独使用。

（4）注意开窗通风，适量运动，均衡膳食，规律生活，保证睡眠。

（5）关注官方媒体信息，不信谣、不传谣。

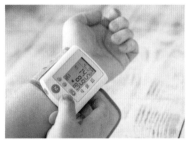

（6）陪护人员应做好自身健康监测，尽量减少外出，如需外出要做好自身防护。

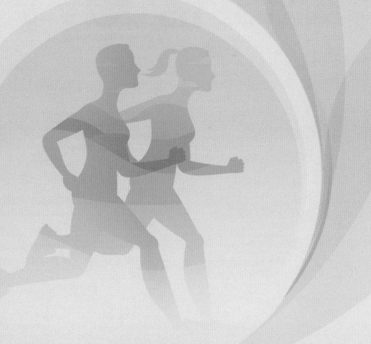

第五章

健康生活方式

53　如何保持健康的生活方式？

健康生活方式是指有益于健康的习惯化的行为方式。广义的健康生活方式包括作息规律，没有不良嗜好，讲求个人卫生、环境卫生、饮食卫生，讲科学、不迷信，平时注意保健、生病及时就医，积极参加对健康有益的文体活动和社会活动等。注意保持心理平衡，生活态度乐观、开朗、豁达，能够恰当地评价自己并应对日常生活中的压力，建立良好的人际关系，有效率地工作和学习。

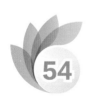

54　为什么要推广分餐制、使用公勺公筷？

分餐是指把主食和菜肴分配到不同就餐者的餐盘或碗中，用餐者使用个人餐具进食的就餐方式。公筷公勺是指将公用的筷子和勺子放在菜盘上，方便就餐者夹菜，但不可以用来进食，即"公筷夹菜，私筷进食"。

研究表明,幽门螺杆菌、甲肝病毒等消化道致病微生物可通过唾液污染筷子、勺子进而污染食物,传染给其他就餐者。提倡集体就餐时采用分餐制、使用公勺公筷,避免个人使用过的餐具污染公共食物,可以有效降低病从口入的风险,减少交叉感染。使用公勺公筷,剩余的饭菜可以放心打包或分装,减少食物浪费。

推广分餐制、使用公勺公筷是最简单有效的卫生防病习惯,文明健康、绿色环保的生活方式需要终身践行。

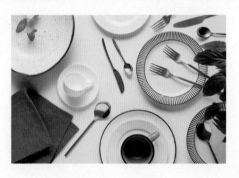

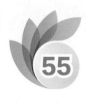

55 在家庭中如何实施分餐制和使用公勺公筷?

(1) 合理备饭:根据家庭成员人数、年龄阶段和活动强度,确定饭菜总量和营养搭配。

（2）固定餐具：家庭成员固定餐具，即每人使用自己的碗、筷子、勺子、水杯，从外形、颜色、材质上加以区别。

（3）践行分餐：在每个菜盘、盆、锅等盛食物的容器上，放上公筷公勺，每个人都用公勺公筷来盛、夹食物，用自己的碗、筷子和勺子吃饭。

（4）儿童喂养：鼓励孩子尽早独立进食。对不能进食的婴幼儿，家长或监护人要用适当的方式感觉孩子食物的温度，避免用嘴尝试孩子食物、帮助孩子咀嚼食物、口对口喂食孩子、与孩子共用餐具等。

（5）家长示范：儿童时期是培养良好习惯的关键时期，父母要为孩子做榜样，养成使用公勺公筷的好习惯，并坚持下去。

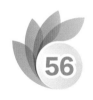

56 如何克服分餐制、使用公勺公筷引起的情感障碍？

中国传统的用餐习惯是一家人围桌合餐，同吃一盘菜、同喝一盆汤，一边吃饭，一边交流情感，是人民群众对家庭团圆、幸福美好生活的一种认同和体现，但也存在着传播疾病的危险。

推广分餐制、使用公勺公筷并不改变一家人围桌合餐、

家庭团圆的初衷，也不影响一家人的情感交流，而且还成为
预防疾病传播、关爱他人、对健康负责的表现，体现了文明健
康、简约适度的生活价值观，凸显了社会的文明进步。多了
解分餐制、使用公筷公勺的好处，宣传分餐的好处，大多数的
家庭会理解并接受，久而久之，全社会就会形成文明健康就
餐新风尚。

57　使用公勺公筷有哪些注意事项？

（1）最好每道菜配备一把公筷或公勺。

（2）公筷公勺最好与其他筷子勺子有明显区分，便于
识别。

（3）使用公勺公筷后应放回原处。

（4）按需适量取食，吃剩的饭菜不得放回。

（5）餐后剩余食物打包或分装时应使用公勺公筷。

58 儿童与青少年如何预防近视？

疫情期间,停课不停学,网上课程让儿童与青少年使用电子产品时间显著增加,户外活动明显减少,增加了近视风险。为了更好地防控近视,儿童与青少年复学后应注意做到以下几点:

(1) 减少线上学习外的视屏时间,除教育部门安排的线上教育时间外,其他用途的视屏时间每天累计不超过1小时。

(2) 如必须使用电子屏幕,尽可能选择大屏幕电子产品,选择屏幕分辨率高、清晰度适合的电子产品,调节亮度至眼睛感觉舒适,不要过亮或过暗。使用电视时,观看距离应在屏幕对角线距离的4倍以上;使用电脑时,观看距离应在50厘米(约一臂长)以上。

(3) 观看视频写作业时,读写姿势要保持"一尺、一拳、一寸":眼睛距离书本约一尺(约30厘米),身体距离书桌约一拳,握笔手指距离笔尖约一寸,不要躺在床上或沙发上视屏学习。

(4) 视屏学习过程中,有意识地稍用力闭眼、睁眼,上下左右转动眼球,放松眼睛。线上学习结束后,可在室内走动、做体操、下蹲运动、仰卧起坐等;清洁双手后做眼保健操;立于窗前、阳台或门前,向远处(6 米以上)眺望等,让眼睛的睫状肌放松、减缓眼疲劳。

(5)作息规律、睡眠充足、营养均衡,保证户外运动时间。

(6)定期进行视力检查,一旦确诊为近视应尽早进行矫正。

59 儿童与青少年如何预防超重肥胖?

受新冠肺炎疫情影响,儿童与青少年居家时间较长,户外活动减少,生活不规律,往往容易进食过量或摄入零食过多,导致超重肥胖。儿童时期肥胖,容易引起成年后肥胖以及各种慢性病提前发生,应尽早干预。

由于儿童与

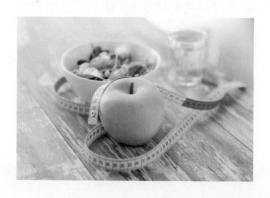

青少年正处于生长发育阶段,饮食方面,应在满足营养需求的前提下控制总能量摄入。养成良好的饮食习惯,少吃高油、高糖、高脂食物,定时、定量进餐,少吃或不吃零食,多吃蔬菜水果,少喝含糖饮料,加强体育锻炼,保证锻炼时间与强度,避免长时间看电视、玩电脑(手机)等,可有效预防儿童与青少年肥胖。

60　怎样做到合理膳食?

合理膳食是指能提供全面、均衡营养的膳食。合理膳食讲求食物种类多样,以谷类为主,多吃蔬菜、水果和薯类,注意荤素、粗细搭配。每天食用奶类、豆类及其制品。适当食用鱼、肉、蛋、坚果等食物。饮食要清淡,做到少油、少盐、少糖。足量饮水,多喝白开水,少喝含糖饮料。

61 怎样做到科学锻炼？

科学锻炼可以增强心肺功能,强健肌肉骨骼,改善耐力和体能,有助于保持健康体重,降低疾病风险、提高生命活力、促进心理健康,改善生活品质。科学锻炼应将身体活动融入日常生活中,适度量力,选择适合自己的运动方式、强度和运动量,并注意与全面的营养、充分的休息和安全的环境相结合,以达到理想的锻炼效果。

推荐成年人每周进行不少于 3 次,累计不少于 150 分钟中等强度的有氧运动;同时减少静坐的时间,鼓励随时随地、各种形式的身体活动。推荐儿童和青少年每天累计至少 1 小时中等强度及以上的运动,培养热爱运动的习惯,提高身体素质。老年人应当进行与自身健康状况相适应的运动,在重视有氧运动的同时,重视肌肉力量练习,进行平衡能力锻炼,强健肌肉、骨骼,预防跌倒。

62 为什么要戒烟限酒？

吸烟能导致多种慢性病，包括多种癌症和心脑血管疾病等。被动吸烟同样会引起多种疾病，对儿童与青少年危害更大。孕妇吸烟易引起自发性流产、胎儿发育迟缓和新生儿低体重。吸烟的人，不论多大年龄、不论烟龄多久，都应该戒烟，戒烟越早越好。

2020 年 5 月 11 日，世界卫生组织发布的《世卫组织关于烟草使用与 COVID-19 的声明》指出：吸烟是许多呼吸道感染疾病的危险因素，并会增加呼吸道疾病的严重程度；吸烟造成肺功能损害，使人体更难抵抗冠状病毒和其他疾病；吸烟者感染新冠病毒后，发展为重症和出现死亡的风险更高；目前没有足够的数据证实烟草或尼古丁与预防或治疗新冠肺炎有任何关联。

酒的主要成分是乙醇和水，几乎不含有营养成分。过量饮酒会导致心源性猝死、慢性酒精中毒、慢性胃炎、酒精性肝硬化和高血压等，并可导致交通事故及暴力事件的增加。应少饮酒，不酗酒。禁止孕妇和儿童、青少年饮酒。

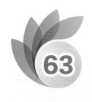

63 疫情防控常态化情况下,应保持怎样的心态?

疫情防控进入常态化,防控的形势变了,我们的心态也应当适时调整,保持一颗"平常心"。

首先要克服麻痹思想。不能因为疫情防控形势好转而放松警惕,零感染不等于零风险,特别是在呼吸道传染病高发的秋冬季节,外防输入的任务依然艰巨,内防反弹的复杂性依然存在,稍有松懈和麻痹,就可能发生险情。必须时刻守牢疫情防控的底线,多措并举实现精准化常态防控,共同巩固战"疫"成果。

另一方面,也不必过度恐慌、焦虑。目前全国疫情防控阻击战已经取得重大战略成果,生产生活秩序全面恢复,各地各级政府正在努力克服新冠肺炎疫情带来的不利影响。同时,我国已经积累了抗击疫情的经验和能力,完全有能力应对可能的突发情况,我们有信心彻底战胜疫情,用积极的心态迎接最后的胜利。

参考文献

1. 国家卫生健康委员会.关于新型冠状病毒无症状感染者的防控工作答问[EB/OL].(2020-03-31)[2020-09-17]
   http://www.nhc.gov.cn/jkj/s3578/202003/718c79c96f3e46409d
   d49303d41a00ef.shtml

2. 国家卫生健康委员会.2020年5月6日新闻发布会文字实录[EB/OL].(2020-05-06)[2020-09-17]
   http://www.nhc.gov.cn/xcs/s3574/202005/e960f8dda94b46358
   872f18f7e09e0b3.shtml

3. 国务院应对新型冠状病毒感染肺炎疫情联防联控机制.国务院应对新型冠状病毒感染肺炎疫情联防联控机制关于做好新冠肺炎疫情常态化防控工作的指导意见[EB/OL].(2020-05-07)[2020-09-17]
   http://www.gov.cn/zhengce/content/2020-05/08/content_5509896.
   htm

4. 国家卫生健康委疾病预防控制局.关于印发低风险地区夏季重点场所重点单位重点人群新冠肺炎疫情常态化防控相关防护指南(修订版)的通知[EB/OL].(2020-06-18)[2020-09-17]
   http://www.nhc.gov.cn/jkj/s7934td/202006/a6bad7182ddd4a5d
   ba99026d746cb462.shtml

5. 国家卫生健康委疾病预防控制局.关于印发农贸(集贸)市场新冠肺炎疫情防控技术指南的通知[EB/OL].(2020-08-12)[2020-09-17]
   http://www.nhc.gov.cn/jkj/s7923/202008/32b47f27599f461987
   533510a3295715.shtml

6. 国家卫生健康委疾病预防控制局.关于印发高等学校、中小学校和托幼机构秋冬季新冠肺炎疫情防控技术方案的通知［EB/OL］.
(2020-08-13)［2020-09-17］

http://www.nhc.gov.cn/jkj/s7934td/202008/c87c05a951534543
94b4362dda305340.shtml

7. 世界卫生组织.世卫组织关于烟草使用与 COVID-19 的声明［EB/
OL］.(2020-05-11)［2020-09-17］

https://www.who.int/zh/news-room/detail/11-05-2020-who-
statement-tobacco-use-and-covid-19

10检